NOTICE

SUR LES NOUVEAUX PROCÉDÉS

EMPLOYÉS

PAR LE Dr **TADINI** DE NOVARE

DANS LE TRAITEMENT DES DIFFÉRENTES ESPÈCES D'HYDROPISIES

CONSIDÉRÉES JUSQU'A PRÉSENT COMME INCURABLES.

Insuffisance des connaissances médicales relatives à la nature des hydropisies.
— Cas nombreux de guérison bien constatés et obtenus par des moyens
tout-à-fait nouveaux et d'invention de l'auteur.

PRIX : **1 FR. 50 CENT.**

PARIS,

CHEZ L'AUTEUR,
Rue Traversière Saint-Honoré, 27.

1842.

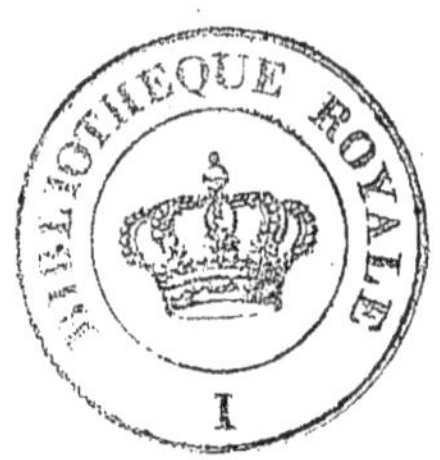

PRÉFACE.

—

Cette Notice étant destinée pour le public et pour les malades eux-mêmes, plutôt que pour les personnes de l'art, nous avons évité, autant que possible, les mots techniques et la phraséologie médicale.

Nous avons été obligé de recourir à ce moyen de publicité, afin d'être sûr de faire parvenir à la connaissance des malheureux malades les ressources que nos longues recherches nous ont fait découvrir pour la guérison des graves maladies dont nous parlons dans ce mémoire, et qui furent considérées jusqu'ici comme tout-à-fait incurables (1).

Les malades sans fortune ou avec très peu de propriété, seront libéralement assistés par nous, et par nos élèves sans aucune obligation de rétribution, et ils peuvent compter sur notre promesse publique.

(1) J'ai examiné et déploré pendant trente-cinq ans la malheureuse destinée des hydropiques, et j'ai été forcé de souscrire à la pénible sentence d'Arétée, un des plus grands médecins de l'antiquité, qui dit que *très peu d'hydropiques guérissent, et si cela arrive quelquefois, c'est plutôt par le hasard ou par l'œuvre de Dieu que par celle de la science. (Camper, Dissertatio de hydropum indole, etc.)*

NOTICE
SUR LES NOUVEAUX PROCÉDÉS

EMPLOYÉS

PAR LE Dr **TADINI** DE NOVARE

DANS LE TRAITEMENT DES DIFFÉRENTES ESPÈCES D'HYDROPISIES

CONSIDÉRÉES JUSQU'A PRÉSENT COMME INCURABLES.

La sentence d'Hippocrate, *ars longa. vita brevis*, définit assez à notre avis les limites que l'homme le mieux cultivé peut atteindre dans la recherche des phénomènes morbides qui accompagnent, et le plus souvent confondent les maladies les plus disparates de l'espèce humaine. Une des preuves les plus communes de la difficulté de s'approcher de cette connaissance universelle de l'art de guérir est celle de voir tous les jours les hommes considérés comme les plus éminens de la médecine faire des fautes, et des bévues sans nombre, et les plus honnêtes être obligés bien souvent de confesser leur ignorance (1). De là, cette espèce de mépris répandu au milieu de la communauté sur le peu d'importance de la science en elle-même, et sur le peu de capacité des hommes qui la cultivent.

Le seul moyen de réparer ce grave inconvénient est celui de séparer la science pathologique en plusieurs branches principales, et d'en confier l'enseignement aux médecins qui se sont le plus distingués dans les diverses spécialités.

Il est bien entendu qu'il n'est pas possible de s'appliquer avec avantage à l'étude exclusive d'une des grandes branches de la science pathologique, si l'on n'a pas dépassé ce degré d'instruction qu'on suppose généralement à celui qui obtient le titre légal de docteur, car dans toutes les altérations et dégâts même minimes de l'organisme humain, il y a toujours à considérer leur relation avec l'ensemble des fonctions principales de la vie.

Je pense qu'il est inutile de rappeler toutes les améliorations positives et nombreuses apportées par les hommes spéciaux dans le traitement des différentes maladies dont ils se sont occupés.

(1) Un des professeurs les plus éclairés de l'Ecole de Médecine ayant perdu à l'Hôtel-Dieu, sur la fin de février 1842, une femme ascitique vingt-quatre heures après la paracentèse, disait à ses élèves que l'autopsie ne découvrait pas les causes de la mort.

4

Je me permettrai pourtant d'en indiquer, quelques-unes dont le jugement sera à la portée de tout le monde. Les chirurgiens dentistes sont les premiers qui dans leur spécialité öbtinrent des succès éclatans. Aucun d'eux pourtant ne serait jamais parvenu à ce haut degré de perfection, et de connaissances positives, s'il n'avait pas eu continuellement sous les yeux des milliers de cas de maladies de dents (1).

Il en est de même de l'aliénation mentale. Les médecins qui n'ont traité dans leur vie que trois ou quatre cas de manies commettent les plus grandes fautes. Le docteur Esquirol, et mon ami le docteur Belhomme, m'ont plusieurs fois répété cette vérité, et certainement l'autorité de ces deux praticiens sera toujours d'un grand poids dans le jugement des hommes de l'art.

Le docteur Leroy d'Etiolles, dont les recherches sur le traitement des maladies des voies urinaires ont de beaucoup multiplié les moyens de guérison, me disait un jour à ce sujet que les complications qui se présentent dans cette classe de maladies sont tellement diversifiées et multiples qu'il n'y a presque aucun profit à retirer de tout ce qui a été dit et publié sur cette matière par les professeurs universalistes des différentes écoles cliniques de l'Europe.

Nous aimerions faire les mêmes éloges de l'auteur du traité des maladies de la matrice et des prétendues amputations du col cancéreux, si le docteur Pauly ne fût pas venu répandre à ce sujet des doutes horribles (2).

Malgré l'évidence de tous ces faits, les corps scientifiques et les gouvernemens persistent toujours dans leur opposition à cette répartition, et la combattent au lieu de l'encourager.

Nous avons également voulu nous occuper depuis plusieurs années d'une spécialité ; elle regarde les hydropisies, les maladies de la circulation, et les tumeurs et affections strumeuses des glandes du mésentère dans tout âge de la vie.

Toutes ces maladies sont dans une si grande corrélation qu'il est impossible de les traiter séparément.

Avant d'entrer en matière, nous croyons devoir poser en principe que tout ce qui a été dit ou publié sur l'ascite; depuis Hippocrate jusqu'à nous, n'est qu'une répétition des mêmes absurdités sans preuve ni utilité. Toute la science des écoles établit deux genres d'ascite ; l'une, appelée primaire ou constitutionnelle, l'autre secondaire, ou produite par cause locale ; les maladies du foie et de la rate sont généralement considérées comme causes motrices de cette hydropisie. Eh bien, dans tout ceci, il n'y a pas un seul mot de vrai. La plupart des hydropisies sont occasionnées, ou par des hémorrhagies, ou par des saignées employées mal à propos ; d'autres sont engendrées par le séjour dans des habitations humides, ou dans des localités marécageuses. Un autre genre d'hydropi-

(1) Pernet, dont la dextérité et les connaissances relatives aux maladies des dents des différens âges de la vie ont atteint le plus haut degré de perfection, me disait que sans des milliers de cas toujours sous les yeux, jamais il n'aurait appris tout ce qu'il peut faire maintenant dans les nombreuses affections de la dentition.

(2) H. Pauly, *maladie de l'utérus*, pag. 453. Paris, 1836. Chez Baillière.

sie, mais qui marche rapidement, est celle qui survient après la scarlatine et la rougeole, mais elle produit plutôt l'anasarque et l'hydrocéphale que l'ascite. Cette dernière est la plus facile à guérir.

Les exemples d'hydropisies ascites survenus aux saignées abondantes et aux hémorrhagies, sont très nombreux. J'en rapporterai seulement quelques-uns dont la preuve est évidente et sans réponse.

Je fus appelé les premiers jours de janvier 1838, à Nogent-le-Vierge (Oise), pour donner des soins à une demoiselle Prevost, ascitique. Cette dame avait été attaquée d'une péritonite quelques mois avant. Le docteur Juillet de Creil, homme très instruit, et un autre médecin des environs, la saignèrent quatre fois, et lui appliquèrent cent quarante sangsues, sans quoi probablement ils ne l'auraient pas tirée du danger dont elle était menacée. Quinze jours après, la pauvre femme avait le ventre plein d'eau. Cette dame fut soumise par M. Récamier pendant un mois à l'usage du tartre stibié à fortes doses. La collection abdominale augmenta sensiblement et la faiblesse générale aussi. M. Martin Solon vint après la soumettre à l'usage des décoctions saturées d'écorce de sureau, et la malheureuse devint encore plus faible, ce qui devait nécessairement arriver, car l'ascite est toujours le résultat d'une modification morbide d'une partie de l'organisme abdominal, et pas une affection constitutionnelle. Tout ceci sera démontré avec la dernière évidence dans mon mémoire. Je parlerai dans un autre lieu de ce cas important qui fut soumis à l'écoulement permanent avec le plus grand succès.

2ᵉ CAS. — Le 10 juillet 1838, je fus appelé à Montdidier pour visiter M. Carron, capitaine en retraite, âgé de cinquante-quatre ans, et hydropique depuis six mois. Ce malheureux ayant chassé avec la pluie dans le mois de février, fut atteint d'une affection catarrhale assez forte, et dont on jugea à propos de le saigner plusieurs fois. Un mois après, le ventre était plein d'eau. Cet officier, espérant guérir par d'autres moyens, ne voulut pas venir à Paris se soumettre au seul traitement qui pouvait le sauver.

3ᵉ CAS.—Madame veuve Lechopié, de Melun, rentière et proche parente de M. Garnot, banquier, 15, rue Bergère, fut attaquée, il y a plusieurs années, de rhumatisme de poitrine (plevrodine), qu'on traita comme une pulmonite, avec plusieurs saignées. Un mois après, cette dame était hydropique. Mme Lechopié me fut confiée en avril 1840, après une ascite de dix ans et plusieurs ponctions ; elle est depuis deux ans radicalement guérie. Cette dame est âgée de cinquante-deux ans.

Le même phénomène arrive dans les maladies de la circulation lorsqu'on les traite avec des saignées répétées. L'hydropisie ne se fait pas long-temps attendre, mais la masse des médecins l'attribue toujours aux vices de la circulation plutôt qu'à la perte du sang,

Les cas de cette nature sont très nombreux ; malgré cela les praticiens continuent à saigner à tort et à travers dans toutes sortes de palpitations.

Quant aux hydropisies qui reconnaissent pour leur cause le séjour dans de

6

maisons humides, ou dans des lieux marécageux, les exemples sont tellement
nombreux qu'il est tout-à-fait superflu d'en parler. M. Gravier, député et hydropique dans ce moment, a perdu, il n'y a pas long-temps, sa femme d'hydropisie ascite ; ils avaient habité quelque temps une des campagnes de M.
Gravier, située au milieu de terres marécageuses ; ils y ont attrapé les fièvres
intermittentes et l'hydropisie.

J'ai connu un moine italien qui tenait les lieux d'aisance du Pont-Neuf, il y a
trois ans ; il est mort ascitique. Sa femme est morte de la même maladie une
année après. Ils n'ont voulu, ni l'un, ni l'autre suivre aucun traitement, ni
abandonner leur séjour humide.

Quant aux collections sanguinolentes ou purulentes de l'abdomen, ce n'est
plus alors de l'hydropisie ; malgré cela, la grande majorité des médecins ne fait
pas de différence, et c'est toujours avec des drastiques ou des sels prétendus
diurétiques qu'on traite ces pauvres malades.

Je fus consulté, en octobre 1838, par Madame Meurice, 11, quai Napoléon,
dont le mari est chef de bataillon dans la garde nationale de son arrondisse-
ment. Cette dame avait une collection abdominale purulente produite par une
tumeur en suppuration dans l'hypocondre droit. Ce fut le professeur Samson
qui me l'adressa ; il lui avait fait une ponction, et le liquide qui sortit était
comme du café au lait. Soemering a prétendu qu'il était impossible de tolérer
dans la cavité abdominale une collection fétide, même pendant un petit nombre d'heures, sans le plus grand danger (1).

J'ai vu sortir de l'abdomen, pendant plusieurs jours, de la purulence noirâ-
tre très fétide, sans la plus petite altération des fonctions animales.

Walter, de Berlin, a aussi avancé là-dessus beaucoup d'erreurs ; il a cru que
toutes les différentes qualités de liquide qu'on rencontre dans l'abdomen étaient
produites par le péritoine. Voir son Traité *de morbis peritonei et de apoplexia.*

Madame Meurice, qui avait visité plusieurs fois Madame Chapelain, voulait
à tout prix être soumise à l'écoulement permanent. Je le refusai. J'ai employé
tout autre traitement, et Madame Meurice se porte toujours mieux.

Je parlerai des signes qui indiquent ce genre de collection, lorsque j'aurai
occasion de parler de ce cas.

Viennent ensuite les hydropisies appelées secondaires, et qu'on a prétendu
tirer leur origine de la présence de quelques tumeurs abdominales, ou des obstructions du foie ou de la rate. Eh bien, tout ceci n'est qu'une supposition gra-
tuite et qui est bien loin d'être démontrée par aucun phénomène pathologique
positif.

Mes recherches à ce sujet m'ont fait voir que les obstructions du foie, ainsi
que les tubercules, les abcès, les calculs et même les ossifications de cet organe,
attaquent toujours les fonctions de l'estomac, sans altérer en aucune manière
la secrétion péritonéale (car c'est là que se trouve la principale source de l'as-

---

(1) Soemering, traduction de la Pathologie de Bailly, note 64.

cite), et que la cardialgie, les vomissemens, la jaunisse et la diarrhée bilieuse sont les symptômes péculiers de l'état morbide du foie ; quant à la rate, qui n'est ordinairement sujette qu'à des obstructions, elle dérange sensiblement la chimification (digestion estomachale) et rien de plus. Morgagni avait pourtant dit *que c'était tout-à-fait une hypothèse de prétendre que le foie ou la rate pouvaient engendrer l'ascite, et que ni Hippocrate, ni les sections des cadavres, n'autorisaient en aucune manière cette assertion* (1). Bailly s'est à peine hasardé de dire *que l'obstruction du foie est quelquefois accompagnée de l'ascite* (2). Ce pathologiste doit avoir vu très peu d'ascitiques, car il annonce un fait qui est entièrement en contradiction avec ce que je vois tous les jours. Il a dit que l'ascite attaquait plutôt les hommes que les femmes; les hommes, au contraire, sont aux femmes dans la proportion de un à trois.

Malgré tout cela, il n'y a pas de chef d'école ou d'écrivain universaliste qui n'ait indiqué et imprimé qu'il y a des ascites secondaires produites par les différentes affections du foie ou de la rate, et que, par conséquent, c'est sur ces organes qu'il fallait diriger le traitement pour venir à bout de l'hydropisie.

Je me rappellerai toujours, à ce sujet, le cas d'un M. Jayet, négociant, qui avait habité les îles et qui revint à Paris se faire traiter d'une hydropisie. Je fus appelé le voir le 28 juin 1838 ; il demeurait rue de l'Echiquier, 38. J'ai trouvé là un médecin qui s'occupait, depuis trois mois, à faire passer un courant d'électricité, tantôt à travers le foie, tantôt à travers la rate, qu'il avait trouvée engorgés, et qu'il considérait comme la cause exclusive de l'hydropisie. Le pauvre malade était plein d'eau jusqu'aux oreilles ; le péricarde, la poitrine, tout était envahi, et l'autre travaillait avec la pile de Volta pour le tirer du précipice où il se trouvait.

Un autre cas est le suivant : Le 26 juin 1839, je fus appelé à Boissy-Saint-Léger, près de Paris, visiter M. Baudrier, clerc de notaire du même lieu; il était affecté d'ascite et d'anasarque, quelques glandes du mésentère se trouvaient engorgées. Un médecin de Paris, justement en réputation, le traitait ; lui aussi n'avait en vue que l'état des glandes ; c'était donc avec le jode, le calomel, la cigue qu'il voulait guérir son malade, et l'hydropisie marchait toujours en avant. Il fut guéri par moi après un traitement de deux mois ; les glandes du mésentère restèrent engorgées et elles le sont encore à présent (1842), mais l'hydropisie n'est plus revenue. Ce malade n'a pas été guéri par l'écoulement, ni par la ponction. Nous en parlerons avec plus de détail dans un autre lieu.

Je crois devoir dire quelques mots sur les fautes et bévues sans nombre

---

(1) Hypotesis vi potius quam Hippocratis auctoritate aut hydropicorum dissectione adductos olim plerosque fuisse medicos ut jecur primum, dehinde et splenem hydropis auctorem facerent. Morgagni, Epist. 58, paragr. 19.

(2) This obstruction is sometimes accompanied with abdominal dropsy. Matthew Bailly, Pathological Anatomy.

8

commises par des médecins qu'on appelle, à juste titre, distingués, et dont je fus témoin oculaire.

PREMIER CAS. — Le 20 avril 1832, en allant voir un de mes compatriotes malade, à l'hôtel des Sept-Frères, 8, rue de Grenelle-Saint-Honoré, la maîtresse de la maison, Madame Pattier, me fit prier de monter dans sa chambre visiter un garçon de 9 à 10 ans, qui, depuis un mois, était malade et gardait le lit depuis une semaine. Cet enfant était affecté de tympanite ; son médecin, M. le docteur Fournier, le traitait avec des sangsues, des lavemens, des bains chauds et la diète végétale. J'émis par écrit mon avis en ces termes : « Le pe- » tit Ambroise Pattier est affecté de tympanite; il n'y a d'inflammation » dans aucune *partie de l'abdomen. Le traitement anti-phlogistique le conduira* » *à la mort. Il guérira rapidement avec le camphre et la diète animale.* » Quelques jours après, je reçois de M. Pattier père l'invitation d'aller, le 4 mai, consulter, avec MM. Fournier et Baron, pour la maladie de son fils. (M. Pattier était dans la plus grande inquiétude, car il avait perdu l'année précédente un autre garçon de cette même maladie.) A mon arrivée, je fis observer à MM. les docteurs Baron et Fournier, que le ventre était insensible malgré son énorme tension, et que les fonctions communes de l'abdomen se faisaient assez régulièrement, mais que l'enfant se détruisait de consomption et périrait dans un mois tout au plus, si on ne changeait pas de système, et que la tympanite était toujours le résultat d'un vice de la chilification, et jamais d'un travail inflammatoire. M. Baron me répondit sèchement qu'il ne pouvait pas approuver ma proposition, et qu'il opinait de continuer le traitement anti-phlogistique, en ajoutant l'usage des frictions mercurielles au ventre. Le 17 mai, le mal ayant empiré, je fus chargé seul du traitement. Pendant cet espace de temps, l'enfant avait tellement maigri, que sa figure était tout-à-fait décomposée et, par conséquent, n'était presque pas reconnaissable ; ce n'était plus qu'un squelette couvert de la peau, ayant au milieu un gros ventre tendu et sonore comme un tambour. Le malade ne me répondait que d'une voix très faible, le pouls était à quatre-vingt-dix, petit ; on remarquait alors de la fluctuation dans la partie inférieure de l'abdomen ; ce symptôme était complètement nouveau; pas de gonflement aux membres, urines abondantes, peau pâle et froide, pas de coliques, pas de soif, langue humide et pâle.

La nourriture du malheureux malade n'était composée que de choux-fleurs cuits à l'eau, et de bouillons d'herbes ; les glandes lymphatiques externes du cou, que j'avais remarquées engorgées un mois auparavant, se trouvaient encore dans le même état. Par ce traitement, j'ai vu que MM. Baron et Fournier avaient continué à considérer la maladie comme une péritonite ou mésentérite, et que l'idée de la tympanite n'avait pu les persuader. (Je pense que ni l'un ni l'autre n'avaient jamais observé la tympanite.)

Dans cet état de choses, je fis envelopper l'enfant dans des flanelles chaudes; j'ordonnai de lui préparer un consommé fait avec de la viande de bœuf, du mouton et du poulet, sans légumes, dont on lui en donnerait quatre cuillerées à soupe chaque trois heures, avec une once de vin de Bordeaux, ensuite de lui faire prendre aussi une pilule de camphre toutes les trois heures, c'est-à-dire huit en vingt-quatre heures.

Le 24 mai, le petit malade avait déjà assez de forces pour rester levé plusieurs heures.

Cet enfant a pris jusqu'à huit grains de camphre par dose, sans jamais éprouver aucun degré d'irritation ni locale, ni générale. Cet enfant serait infailliblement mort dans huit jours, sans un changement de traitement aussi important.

Le cas a été rapporté tout entier dans la *Gazette médicale* du 3 janvier 1835.

Je n'avais pas nommé alors les deux médecins qui avaient assisté avant moi le malade, car je n'estimais pas qu'il y eût nécessité.

Je le fais maintenant pour deux causes ; la première est de démontrer les grandes difficultés de notre science ; que même les hommes les plus capables sont encore bien loin de savoir tout ce qu'elle a d'obscur et de difficile.

La seconde est de persuader au grand nombre des membres de l'Académie de médecine, que les faits que j'ai rapportés dans mon article sur la tympanite, inséré dans le journal en question, sont de la plus grande exactitude, car il est à ma connaissance que plusieurs de ces Messieurs n'ont pas cru à la réalité des faits exposés dans mon article, et ce fut un membre des plus respectables de cette société, M. le docteur Naquart, qui m'a fait cette communication.

2ᵉ CAS. *Janvier* 1838. — Je fus appelé, rue Duphot, 17, pour donner mon avis sur une ascite grave dont était affectée Madame Mennechet, la fille de l'auteur de l'*Histoire de France*. Un professeur de pathologie (qui d'ailleurs n'a rien dit sur l'état morbide qu'on rencontre après l'ascite chronique) était le médecin ordinaire. M. Récamier avait aussi été consulté. Cette malheureuse dame était dans un état de consomption très avancé, on lui avait fait la ponction depuis peu ; le froid de l'atmosphère était à huit degrés; malgré cela on la faisait sortir tous les jours en voiture. Je fis observer à son médecin que je croyais très dangereux d'exposer la malade au froid, car l'hydropisie augmente rapidement à son action , ce que Sydenam avait également remarqué ; et que, vu l'état de consomption très avancé, il fallait tenir la malade bien chaudement et faire évacuer les eaux le plus tôt possible, si on voulait éviter une mort imminente. L'illustre pathologiste me répondit qu'il tenait beaucoup à ne pas effrayer la malade par la vue d'autres médecins, etc., et qu'il m'invitait d'aller répéter dans sa salle, à la Salpétrière, mes observations, car justement il avait plusieurs ascites, dont une avait été opérée par lui par *la canule permanente*, mais qui était morte, et que relativement à Madame Mennechet, on pouvait attendre à la soumettre à ce traitement jusqu'au printemps. J'ai eu beau dire que sa malade mourrait dans quinze ou vingt jours si l'on n'opérait pas tout de suite; il se mit à sourire, en répondant : *Bah! bah! nous verrons* ; et la malade est morte quinze jours après en attendant le printemps.

Ici, il y a un dilemme à faire : ou l'illustre professeur n'a pas connu la gra-

vité de la maladie et son danger imminent, ou il a préféré considérer la médecine comme une affaire commerciale, c'est-à-dire faire l'article avant tout.

Un autre cas bien remarquable est celui de Madame Rénier. Le 11 septembre
1840, je fus appelé, rue Saint-Denis, 227, pour visiter Madame veuve Rénier.
Cette dame, âgée de trente-huit ans, ayant bonne mine et sortant presque
tous les jours, était ascitique depuis deux ans. Cette hydropisie était compli-
quée d'une tumeur posée sur la matrice et de la grosseur d'une poire (j'avais
traité un cas semblable avec succès). Un professeur de chirurgie de distinction
la traitait et lui avait fait vingt-huit fois la paracentèse ; on était à la veille de
faire la vingt-neuvième. Cette malade appelait à grands cris la ponction aussitôt qu'elle avait dans le ventre huit ou dix bouteilles de liquide: c'était alors une
douleur très aiguë tout le long de la partie inférieure du cartilage xytoïde
(c'est un des symptômes le plus effrayant ; il est ordinairement le précurseur
de la panaphrenite); on demanda mon opinion écrite ; la voici : « J'ai examiné
» Madame veuve Rénier hier soir et ce matin, et je déclare qu'il faut la mettre
» deux heures par jour dans un bain chaud, la soumettre à la diète végétale
» et préparer une large fistule en bas de la tumeur et du côté de la crête in-
» férieure de l'ilcon, car sans ce traitement, cette dame ne vivra pas un mois.»
On s'est moqué de mon pronostic, et la dame est morte vingt-trois jours après.
L'illustre professeur a beaucoup écrit sur l'histoire générale des opérations de
chirurgie ; il a même porté trois ou quatre cas de guérison radicale d'ascite,
par suite de rupture violente des parois abdominales, mais sans en déduire
aucune conséquence utile. Je pense que ce fût moi le premier qui ai compris
qu'on pouvait sans danger mettre à exécution ce que le hasard nous avait
montré d'une si haute efficacité, sans se tourmenter de la difficulté d'expliquer
le phénomène de la guérison. Les deux cas d'Horstius (1) et de Ledran
avaient déjà donné une idée qui s'approche de la mienne à Allan et Malacarne
de Turin. Mais ces deux chirurgiens ne voyaient d'autre manière d'évacuer les
eaux permanentes que par l'ouverture du vagin ou du rectum, ce qui est
inexécutable. A Paris, beaucoup de médecins ont supposé, tout-à-fait gratui-
tement, que c'était de ce côté là que je faisais l'ouverture ; plusieurs sont même
revenus à cette opération. Je connais le cas d'une dame Faurot, attachée à la
lingerie des Tuileries, à qui on tenta cette opération, le 29 avril 1830, après
une consultation avec M. Récamier (2). Mais il fut impossible d'entretenir l'é-
coulement, et une inflammation violente se développa, dont elle fut guérie
dans une des maisons de santé du roi.

On m'assure que M. Récamier tenta également, en 1838, l'écoulement vagi-
nal permanent à l'Hôtel-Dieu, sur une femme, mais par des moyens qui, je

(1) Horstius a ouvert un vaste hydrocèle qui communiquait avec le ventre ascitique ;
l'eau continua à couler pendant plusieurs mois et l'ascite se trouva guérie. Hédron eut un
cas semblable.

(2) La malade m'a dit que c'était le docteur Tançhon qui lui avait fait la ponction par
le vagin.

crois, ne pourront jamais réussir. Il pénétra dans la cavité abdominale, au lieu ordinaire de la paracentèse, avec un trois-quart long et courbé, dont le poinçon se retirait, à peine entré en cavité ; il descendit alors le bout de la canule jusqu'au vagin, et il coupa là-dessus comme on ferait par la lithotomie latérale. La malade mourut quarante-huit heures après.

Je parlerai plus en détail de tout cela dans mon rapport à l'Académie des Sciences.

L'Académie de Chirurgie répondit, en 1788, à Malacarne, lorsqu'il proposait l'écoulement permanent par le rectum ou par le vagin, ce qu'elle avait déjà répondu au docteur Allan, c'est-à-dire que cette opération était inutile, car elle n'était pas la cause productrice de l'ascite ; et cette idée, bien fausse, prédomine encore à présent. Nos lecteurs verront comment il est prouvé que le ventre retenu vide est le plus puissant moyen de fermer et de détruire radicalement la source de la sécrétion anormale de l'ascite.

Je n'entends pas non plus, par écoulement permanent, la sortie du liquide par le nombril ouvert spontanément, ou artificiellement. Il est curieux de voir à ce sujet combien la confusion des auteurs universalistes est grande. Aussi, pendant qu'une multitude d'écrivains obscurs annonce des guérisons par l'effet de l'ouverture spontanée du nombril, on ne rencontre pas un seul de nos grands maîtres qui avoue d'avoir guéri, ou vu guérir de ses propres yeux aucun cas d'ascite par l'écoulement ombilical.

Je vais dire quelques mots sur un mémoire qui fut adressé dernièrement à l'Académie des Sciences, et dont la *Gazette des Hôpitaux,* le *Journal des Débats,* le *Messager* et le *Moniteur parisien* ont fait l'éloge, malgré que ce mémoire n'ait pas été lu à l'Académie. Il paraît que le chirurgien en question a annoncé dans son mémoire, qu'ayant appliqué l'écoulement permanent à l'hydrocèle simple, il en aurait obtenu des résultats remarquables, et qu'ayant vu occasionnellement, en Afrique, plusieurs soldats ascitiques guérir par l'ouverture spontanée du nombril, il pensa qu'il serait utile de faire dans cette affection une ouverture au-dessus du nombril, dans la ligne blanche, et entretenir par là, moyennant la présence d'une canule, l'écoulement continuel ; ce qu'il dit avoir exécuté peu de temps après sur deux individus, avec le plus prompt succès, mais toujours en Afrique.

Nous ne comprenons pas comment le chirurgien en question n'a pas cru devoir exécuter son opération sur quelqu'un des nombreux ascitiques qu'on rencontre tous les jours dans les hôpitaux de Paris, où sa position sociale ne pouvait manquer de lui en faire ouvrir toutes les portes, car les résultats étant alors hors de toute supposition douteuse, il aurait ajouté une nouvelle lumière au traitement trop difficile de cette grave maladie.

Quant à moi, je pense tout simplement qu'il est impossible d'obtenir des résultats utiles par une ouverture quelconque faite au-dessus du nombril, et dans laquelle on soit obligé de tenir une canule à demeure ; le cas suivant (qui n'a pas eu lieu en Afrique) prouvera ce que j'avance.

12

La femme de M. Gravier, député, hydropique depuis une année, vint à Paris, en juin 1841, se faire traiter de sa maladie. M. Andral fut appelé le premier et l'assista pendant quelque temps. M. Récamier le remplaça, et fut obligé, après plusieurs médicamens inutiles, de faire la première ponction le 20 septembre ; mais il fut bientôt renvoyé et M. Rostan fut chargé, après une consultation avec M. Chomel et M. Alibert, de diriger le traitement. Le 20 octobre, M. Alibert fit la seconde ponction. Le 18 novembre, le ventre était déjà plein d'eau ; ce fut alors mon tour d'être chargé de la cure. Le 20 novembre je me rendis près de la malade, rue Lavoisier, 6. On était près de faire la troisième paracentèse ; le ventre était énorme, les membres inférieurs pleins d'eau ; je proposai à M. Alibert et à M. Garnier la fistule latérale comme le seul moyen qui restât pour sauver la malade, car la reproduction des eaux était très rapide et la consomption, par conséquent, très menaçante (en trois mois on aurait été obligé de faire trois ponctions). Les docteurs Alibert et Garnier donnèrent leur adhésion, et la fistule fut établie après plusieurs jours de cautérisation (13 jours) ; l'eau commença à sortir spontanément le 4 décembre, sans l'introduction d'aucune canule. L'ouverture se referma trois fois par suite de la nécessité où l'on se trouva de suspendre toute sorte d'irritation locale, à cause de l'apparition de quelques symptômes d'entérite une fois, et de parapprenite une autre.

Dans la première semaine de février, la fistule était définitivement établie et tout danger d'inflammation dissipé ; l'écoulement avait lieu deux fois par jour par l'introduction d'une sonde en gomme élastique qu'on retirait lorsque une suffisante quantité de liquide avait été tirée. J'avais commencé l'usage de médicamens (1) aptes à suspendre la marche de la consomption, et la malade était bien près de retirer le fruit de tant de peines, quand, tout-à-coup, quelques amis lui ayant fait voir un journal qui portait aux nues le mémoire inédit adressé à l'Académie par le docteur Baudens, elle me fit entendre qu'elle était déterminée à faire appeler le médecin en question et se soumettre immédiatement à son traitement. Cette dame avait une grande passion pour changer de médecins ; puis elle nourrissait l'idée que la science devait savoir guérir toutes les maladies, et que, par conséquent, elle finirait par trouver celui qui la guérirait promptement. J'ai eu beau lui faire observer que sa fistule étant à présent complète, et le liquide sortant avec facilité, il était absurde d'aller se faire faire une autre ouverture, et dans un endroit aussi dangereux ; que, d'ailleurs, ce n'était pas du tout une invention nouvelle d'ouvrir la cavité abdominale près du nombril, mais que cette opération avait été abandonnée du consentement universel des savans, car les résultats avaient été la plupart funestes, et vraiment on est surpris de voir annoncer comme une idée neuve cette opération qui a été faite par Loss et Mead en Angleterre, par Vallenola en Italie, et par plusieurs autres dans d'autres pays, et qui fut même pendant quelque temps à la

(1) Voir à ce sujet mon Mémoire sur la consomption tympanitique, inséré dans la *Gazette médicale* du 3 janvier 1835.

mode, car Lanfranc dit, dans un ouvrage intitulé *Practicæ Doctrina*, avoir vu dès son temps des chirurgiens (1) *qui senes, juvenes, fortes et debiles, uno et eodem modo curare volebant incidendo cutem circa umbilicum, et omnes incisi ut plurimum peribant.* Malgré toutes ces vérités, madame Gravier fit appeler M. Baudens le 10 février. Le 12, il introduisit le trois-quarts dans la ligne blanche, au-dessus du nombril, avec une canule à deux becs qu'il tint en place par un bandage. La malade mourut peu de jours après d'inflammation du diaphragme. Le portier lui ôta l'appareil après la mort. Nous reviendrons là-dessus. Mais il est temps de venir à mes observations.

Mes cas de guérison ne sont ni en Afrique ni en Asie, ils sont tout bonnement à Paris, ou bien près, et tous faciles à constater, car j'ai pensé que dans une matière aussi importante, il fallait ne laisser aucun moyen pour porter une conviction immédiate et complète chez mes lecteurs.

PREMIER CAS. — La femme de M. Chapelain, notaire, retiré rue Tronchet, 15 (2), me fit appeler en mai 1837, à Boissy-Saint-Léger, où son mari était notaire, pour la soigner d'une ascite chronique qui résistait depuis cinq ans à tous les traitemens. Dupuytren l'avait soignée pendant trois mois ; après lui, elle consulta des médecins par douzaine. A la fin, elle se confia au grand maître homœopathique, à M. Hannemann en personne, qui lui donna pendant une année des petites poudres imperceptibles à prendre d'une manière incompréhensible. Cela va sans dire que l'ascite marcha même un peu plus vite. A la fin il assura à la malade que si elle devenait enceinte, alors les poudres la guériraient assurément. La consomption faisait déjà beaucoup de progrès. Je fis la ponction pour mieux examiner l'état du ventre et pour arrêter le travail destructif. Je ne rencontrai aucune complication : l'eau était limpide comme la sérosité du sang. C'était cette ascite que j'appelle péritonéale sans complication ; le symptôme le plus urgent était le travail de la consomption. Plusieurs consultations eurent lieu avant l'application de l'écoulement latéral que je proposais comme le seul moyen capable de la sauver. M. Fouquier, que je suis allé consulter à Chenvières chez Mme Cazenave, par ordre de M. Chapelain, me répondit qu'il avait trois fois tenté, à la Charité, sur des femmes l'écoulement permanent par le nombril hernieux, et dont la peau était très mince, que l'ouverture fut faite avec une simple lancette, que les deux premières sont mortes en peu de jours, et que voyant que la troisième allait par le même chemin, il fit fermer l'ouverture, et la malade resta ascitique, et vécut encore quelques mois. M. Fouquier croit que les deux premières ascitiques périrent par l'introduction de l'air atmosphérique dans la cavité abdominale, et que la troisième s'en tira par la cessation de la communication extérieure. Cette opinion de M. Fouquier est de la plus haute importance, et serait d'accord avec les belles observations de M. Gué-

(1) « Qui voulaient traiter de la même manière, vieux, jeunes, forts et faibles, en ou-
» vrant le ventre près du nombril ; et tous les opérés, en général, mouraient. »

(2) Cette dame est la fille de M. Bovet, propriétaire et maire de la ville de Houdan (Seine-et-Oise) ; le père de M. Chapelain, son mari, est juge de paix de Neuilly.

14

rin sur les sections subcutanées. Mon ami, M. Leroy d'Etiolles, fut aussi consulté, et son avis m'encouragea à mettre à exécution mon idée qu'il eut la bonté d'appeler ingénieuse dans une consultation écrite à ce sujet, que je conserve.

Voici en deux mots mon idée:

Ambroise Parée et plusieurs autres rapportent des guérisons d'ascites chroniques par suite d'ouvertures accidentelles de la cavité abdominale. M. Velpeau, comme je l'ai déjà mentionné, en rapporte aussi plusieurs cas très circonstanciés. Personne pourtant n'a pensé à expliquer ce phénomène ou à le suivre.

De plus, c'est un fait constant et observé par tout le monde que les] malades éprouvent une amélioration générale rapide après l'évacuation du liquide abdominal ; cette amélioration cesse aussitôt que la collection est arrivée à une certaine quantité ; mais laissons là tout ce que je vais démontrer très clairement dans mon ouvrage.

Je ne ferai qu'une seule remarque à présent, mais qui, à mon avis, est aussi claire que le jour, c'est-à-dire que, puisque le hasard nous avait découvert un moyen positif de guérison dans l'ouverture occasionnelle des parois abdominales, il fallait commencer tout bonnement par suivre le fait le plus exactement possible et s'occuper ensuite de l'explication des phénomènes qui produisent la guérison.

C'est donc cette méthode que j'ai appliquée pour la première fois en Europe dans le cas de madame Chapelain.

Voici les faits :

Après le paracentère exécuté en mai 1837, je me suis décidé, vers la fin de juin, à pratiquer la fistule permanente, qui fut bientôt portée à son état de perfection sans autres symptômes que des attaques d'iscurie. Je plaçai dans la fistule une canule en gomme élastique d'une forme particulière, et qu'on ôtait tous les jours pour la nettoyer. L'écoulement continua pendant dix-huit jours sans la plus petite altération : la malade descendait presque tous les jours dans son jardin.

Au dix-neuvième jour, une légère inflammation se développa autour de la fistule avec un peu de fièvre. L'écoulement séreux s'arrêta, et se substitua immédiatement une suppuration d'une nature tout-à-fait particulière, mais en petite quantité. On ne fit plus usage de canule à demeure. Cette fièvre ne fut jamais forte, ni accompagnée d'aucun trouble des fonctions abdominales; elle continua pendant près de deux mois.

M. le professeur Magendie et M. Leroy d'Etiolles furent appelés en consultation vers la fin du mois d'août pour m'aider de leurs lumières sur une tumeur très sensible qui s'était développée à la partie inférieure de l'hypocondre droit, et qui simulait une collection purulente. Cet accident se dissipa spontanément, et la malade commença à sortir du lit la seconde semaine de septembre. Cette fistule resta long-temps ouverte sans que la malade éprouvât aucun mal. L'hydropisie ne se laissa plus voir, et madame Chapelain est depuis cinq ans radicalement guérie, ce que tout le monde peut vérifier en se présentant chez elle, rue Tronchet, 15.

2ᵉ CAS. — Je ne rapporte pas les cas des malades pauvres ou de peu d'importance, car à Paris, lorsque vous parlez de malheureux, on vous dit que c'est du commérage acheté.

Madame veuve Lechopié, de Melun, rentière, et proche parente de M. Garnot, banquier, 15, rue Bergère, vint plusieurs fois en 1839 me consulter à Paris pour une ascite dont elle était affectée depuis dix ans. Cette dame, âgée de cinquante-deux ans et d'une assez bonne constitution, devint hydropique après les saignées dont j'ai parlé au commencement de ce mémoire. Elle vint à différentes reprises à Paris se faire traiter par plusieurs des sommités médicales de la grande cité, que M. Leroy d'Etiolles appelle sommités encyclopédiques, mais sans succès, comme à l'ordinaire. On l'a soumise plusieurs fois à la ponction ; cette opération fut toujours suivie de symptômes graves et menaçans (1). A la fin elle se détermina à se soumettre à mon traitement, et le 15 avril 1840 vint prendre domicile à l'hôtel, 21, rue Traversière-Saint-Honoré, afin d'être plus près de moi.

Ici la formation de la fistule fut bien plus difficile ; il ne fallut pas moins de deux mois pour la compléter. La malade se levait tous les jours pendant ce traitement, et la formation des eaux diminua sensiblement avant que la cavité abdominale fût ouverte. La fistule resta ouverte pendant quinze jours sans que l'eau se reformât en aucune manière.

Madame Lechopié est depuis deux ans radicalement guérie. Sa demeure est toujours à Melun ; son fils unique est greffier du juge de paix à Provins. Cette dame vient souvent à Paris. Je la vis dernièrement (mai 1842) ; elle était très bien portante.

Un autre cas également remarquable est celui de madame Ber..., qui fut guérie par l'usage des cautérisations et des bains. Cette personne veuve et âgée de quarante-deux ans, était ascitique depuis trente mois. La collection s'était faite après une fièvre intermittente qui résista pendant six mois à tous les médicamens. Cette respectable dame n'ayant pas voulu me permettre de publier son nom, m'a pourtant promis de se laisser visiter par les personnes qui se présenteraient de ma part.

3ᵉ CAS. — M. Baudrier, clerc de notaire à Boissy-Saint-Léger, et dont j'ai parlé alors que je faisais mention des causes supposées de l'ascite, fut également guéri, il y a plusieurs années, par l'usage des vésicatoires, d'une manière d'application tout-à-fait neuve et dont je parle dans mon mémoire. L'hydropisie ne s'est plus reproduite depuis quatre ans malgré qu'il ait encore quelques glandes du mésentère assez grosses.

----

(1) Tous les écrivains généralistes parlent de ces symptômes comme d'un effet du vide fait dans l'abdomen ; c'est tout autre ; le mal est dans les plexus nerveux.

16

4ᵉ CAS. — Une demoiselle Savary, hydropique depuis trois ans, avec fortes palpitations de cœur, me fut aussi adressée en 1839 par un magistrat qui est prêt à témoigner de la vérité. Tout le monde médical considérait son cas comme tout-à-fait désespéré. Le traitement d'une année à dissipé le gonflement, la palpitation et l'ascite ; elle est radicalement guérie depuis trois ans ; je l'ai vue chez le magistrat en question au commencement d'avril 1842, et vraiment j'ai été surpris de trouver que la circulation était devenue tout-à-fait normale après une si épouvantable altération.

Si j'ai retardé quelque temps à publier toutes ces observations, c'est que je voulais être sûr de présenter au public des malades dont on n'aurait plus à craindre de récidive, et il me semble que lorsqu'on peut présenter des individus guéris depuis cinq ans, on est en droit d'annoncer qu'ils sont radicalement guéris.

Mon traitement en général est appuyé sur l'usage des bains, ce qui n'a jamais été appliqué dans cette maladie. L'écoulement n'admet pas, sur le plus grand nombre de cas, le séjour d'une canule quelconque en cavité. Lorsque j'entends des médecins dire et publier qu'ils ont tenu plusieurs jours des canules en permanence en cavité sans résultat, je leur demande immédiatement si les cas peu-vent être constatés ou s'ils sont introuvables, car il est impossible de tenir une canule droite en permanence entre les muscles abdominaux, et il m'a fallu sur-monter les plus grandes difficultés avant d'en trouver le moyen. La canule qui pénètre en cavité n'est plus appliquée par moi que dans les cas de kistes ; dans les autres cas, elle produit presque toujours des symptômes d'entérite qui cè-dent aussitôt qu'elle est ôtée.

La formation de la fistule est presque toujours accompagnée des plus grandes difficultés, soit par le choix du lieu, soit par les inflammations consensuelles que le travail de sa formation éveille. Aussi il n'est pas rare d'être obligé de la déplacer, ce qui m'est arrivé deux fois dans le cas de madame Gravier et bien souvent dans d'autres cas.

La fistule est également très difficile à tenir ouverte lorsque le ventre est entièrement vidé. Ceux qui connaissent l'organisation des muscles obliques et transverses comprennent facilement la cause de cette difficulté.

Les ouvertures ne peuvent en aucun cas être faites que bien bas dans les hy-pocondres. Il n'est pas possible de les placer au-dessus du nombril ni autour de cette localité sans le plus grand danger. Le docteur Baudens l'a vu dans le cas de madame Gravier, et le verra toujours lorsque cela ne regardera pas des cas d'Afrique.

La présence des kistes ou des tumeurs dans la cavité présentent d'autres obstacles également difficiles et dont je parle avec une grande extension dans mon ouvrage ; Samuel Cooper, dans son *Dictionnaire de Chirurgie*, a prétendu qu'il fallait toujours faire la paracentèse dans la ligne blanche en bas du nombril : c'est une grande erreur qu'il a avancée là. Les tumeurs et kistes sont souvent adhérentes à la ligne aponévrotique en question.

La connaissance du caractère du liquide qu'on tire par la paracentèse est aussi d'une grande importance ; ma longue expérience sur ces sortes de maladies m'à assuré un diagnostic infaillible. Trois sont les qualités ordinaires du liquide contenu dans la cavité abdominale, séreuse, verdâtre, purulent blanc, et sanguinolent à couleur chocolat. Jusqu'à présent, je n'ai pas encore rencontré la collection chileuse, qui pourtant a été vue, mais qui est toujours mortelle.

Walter aîné de Berlin, a dit, dans son ouvrage sur les affections du péritoine, que les différentes qualités de liquide de l'ascite provenaient toujours des différentes modifications morbides du péritoine. Cela est bien loin de la vérité. Dans le cas de Madame Prevost, deux qualités de liquide sortaient de la cavité abdominale, et c'est le hasard qui m'a fait observer, à ma grande surprise, ce phénomène :

Un jour, ma sonde en gomme élastique ayant avancé à travers la cavité abdominale jusqu'à parvenir à l'hypocondre opposé, je vis, à ma surprise, cesser le liquide café au lait et sortir de la sérosité claire.

En conclusion, celui qui n'a pas vu et étudié avec une forte intelligence un grand nombre de cas d'hydropisies, n'en sait pas un seul mot de vrai, et s'il agit, il le fait en aveugle, et sans aucune direction positive.

Il me reste à parler des différens instrumens que j'ai été obligé de me faire préparer afin d'éviter les deux grands dangers qui conduisent à la mort un grand nombre de malades après la ponction. Ce sont : la ponction d'un intestin et l'hémorrhagie. La méthode de faire pénétrer le trois-quart en cavité par un coup violent est très dangereuse et hors de toute raison. D'abord, il faut commencer par se pénétrer de l'idée que dans l'ascite les intestins sont presque toujours pleins de gaz et bien souvent déplacés (1), que, par conséquent, aucune localité n'est à l'abri du danger de rencontrer, sur la pointe du trois-quart, un intestin étendu de gaz et sûr d'être ouvert si on lance sur lui la pointe aiguë du trois-quart. Il fallait donc éclaircir deux objets : acquérir la certitude d'avoir pénétré en cavité ; avoir l'assurance de ne pas perforer dangereusement un intestin. Quant au premier, les écrivains vous disent l'un après l'autre que lorsque la résistance cesse sous votre main dans l'introduction du trois-quart à travers les parois abdominales, vous êtes sûr d'avoir pénétré en cavité, et qu'il faut alors retirer le poinçon et laisser la canule en place. D'autres vous disent que vous êtes sûr de sentir un petit craquement lorsque le poin-

(1) Je fus appelé, le 24 novembre 1839, à Belleville, rue de Paris, 29, à visiter le nommé Demoveaus, courrier des malles, ascitique depuis six mois. Cet homme avait une hernie ventrale, située à la distance d'un pouce du côté gauche du nombril ; le sac herniaire était toujours rempli d'un intestin qu'on pouvait très facilement faire rentrer. Il n'est donc pas certain que les intestins soient toujours retenus en bas par le mésentère.

Ce malheureux est allé mourir à la maison de santé du roi. Il aurait été facilement guéri par ma méthode. Je lui offris de le traiter gratis s'il venait demeurer près de moi.

18

çoin traverse le péritoine ; ce craquement arrive très rarement, et c'est lorsque vous traversez une aporévrose, et nullement le péritoine, que cela arrive,
car cette dernière membrane est toujours très tendre et, par conséquent, ne
craque jamais ; le vrai *critere* d'avoir pénétré en cavité n'est donc que la sortie
du liquide. Il a fallu, par conséquent, trouver un moyen de s'assurer de ce
fait. Mon trois-quart éclaireur remplit exactement l'objet. Tout le monde peut
le voir chez M. Blanc, fabriquant d'instrumens de chirurgie, rue de l'Ecole de
Médecine, qui l'a exécuté avec la plus grande précision.

Le second objet était d'éviter l'ouverture d'un intestin ; il fallait donc avant
tout introduire le moins profondément possible en cavité la pointe du trois-
quart.

Avec les trois-quarts ordinaires, la pointe du poinçon qui dépasse la canule
est ordinairement introduite en entier en cavité. Sa longueur dépasse toujours les huit lignes. Le poinçon de mon éclaireur ne pénètre que de deux
lignes et l'eau tombe immédiatement sur votre main à cette profondeur. J'ai
également observé que si on pénétrait lentement en cavité, l'intestin était
éloigné par la pointe du poinçon et jamais percé. Voici l'expérience la plus
concluante. J'ai rempli deux grosses vessies de porc d'eau tiède et d'intestins
également frais, mais remplis d'air, j'ai alors pénétré violemment avec un coup
résolu dans la vessie, tenant mes doigts bien serrés près de l'extrémité
de la canule, de manière à ne laisser pénétrer en cavité que le poinçon hors
de la canule. Eh bien ! avec cette méthode, j'ai toujours perforé un intestin, et
cela se vérifiait tout de suite, car l'interstice s'était promptement vidé de son
air ; jamais cela n'arrivait lorsque je faisais pénétrer mon instrument très dou-
cement.

Dans mon ouvrage, tout cela sera expliqué par des planches.

Le temps me manque pour parler des nombreux cas de carreaux que j'ai
guéris, et des palpitations de cœur ou des grandes artères qui ont cédé, soit à
l'application extérieure et intérieure de l'eau froide, soit à l'usage d'autres
médicamens internes.

Le carreau n'est pas une affection inflammatoire comme on l'a cru jusqu'à
présent ; les engorgemens proviennent d'un vice de chilification qui conduit à
la consomption.

Il est curieux de voir disparaître de grosses tumeurs dans l'espace de deux
mois lorsque la chilification est rétablie, et que les forces commencent à re-
venir.

Imprimerie de Mme DE LACOMBE, rue d'Enghien, 12.